CONTRIBUTION A L'ÉTUDE

DES

SPASMES DU COU

PAR

H. GAUTIEZ

Docteur en médecine de la Faculté de Paris,
Interne en médecine et en chirurgie des hôpitaux de Paris,
Médaille de bronze de l'Assistance publique,
Membre de la Société Clinique.

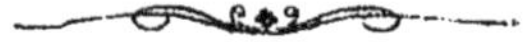

PARIS

A. PARENT, IMPRIMEUR DE LA FACULTÉ DE MÉDECINE

A. DAVY, successeur

52, RUE MADAME ET RUE MONSIEUR-LE-PRINCE, 14

1884

CONTRIBUTION A L'ÉTUDE

DES

SPASMES DU COU

CONTRIBUTION A L'ÉTUDE

DES

SPASMES DU COU

AVANT-PROPOS.

Nous avons observé pendant notre internat dans le service de notre excellent maître, M. Legroux, un malade atteint d'une affection convulsive des muscles du cou, difficile à catégoriser d'une façon précise dans les classifications nosographiques. C'est pourquoi nous nous sommes proposé de passer en revue les différentes variétés de torticolis spasmodiques ; de grouper autour de notre observation celles qui nous ont paru présenter avec elle le plus d'analogie, de façon à pouvoir réunir ensuite les caractères communs à ces différents types dans une description symptomatique et y faire rentrer le cas dont nous nous occupons.

CHAPITRE PREMIER.

En tête de ce chapitre nous plaçons l'observation qui nous a inspiré ce travail ; il nous sera plus facile ensuite de chercher dans quelle variété nous devons classer ce cas de torticolis spasmodique.

ÒBSERVATION I (personnelle).

Hôpital Laënnec, servic ⍺ de M. le Dr Legroux.

F..., conducteur de chevaux de renfort à la compagnie des omnibus, est né de père inconnu ; sa mère et sa sœur sont bien portantes, lui même a toujours été d'une bonne santé, il n'est ni rhumatisant, ni syphilitique.

Dans les premiers jours du mois de juillet 1882, F... remarqua que les mouvements du cou s'exécutaient avec une certaine difficulté, mais il éprouvait seulement un peu de raideur, sans que sa tête ait pris une attitude vicieuse.

Le 14 juillet, pendant son travail, sa tête se fléchit brusquement sur son épaule gauche, et avec une violence telle, qu'il perdit l'équilibre et tomba, sans cependant avoir eu ni étourdissement, ni perte de connaissance. Quelques secondes après, sa tête avait repris son attitude normale, mais plusieurs fois, dans le courant de la journée, le même accident se reproduisit. Les jours suivants, les mouvements convulsifs persistèrent ; il se fit alors admettre à l'hôpital de la Pitié, où il resta cinq mois. Pendant son séjour à l'hôpital, on lui administra du bromure de potassium à haute dose, mais les spasmes persistèrent et devinrent plus fréquents. Le 19 décembre 1882, le malade, qui avait quitté l'hôpital de la Pitié depuis quelques jours, est admis à l'hôpital Laënnec, dans le service de M. Legroux.

F... est de taille peu élevée, son système musculaire est assez bien développé ; il porte, en différents points du corps, particulièrement au niveau de la ambe gauche, de nombreuses cicatrices qui datent de la première enfance, et sur l'origine desquelles il ne peut donner aucun renseignement ; mais ces cicatrices présentent tous les caractères de celles qui succèdent à des suppurations osseuses. La jambe gauche a subi un arrêt de développement, elle est plus courte que la droite de plusieurs centimètres.

On remarque, sur la bosse frontale droite, une cicatrice adhérente à l'os, qui provient, au dire du malade, d'une chute qu'il fit à l'âge de huit ans. Enfin, la colonne vertébrale présente un certain degré de scoliose avec courbure dorsale à concavité droite ; cette déviation semble résulter de la claudication.

Le malade cherche constamment à immobiliser sa tête, à l'aide de ses deux mains, car, aussitôt qu'il l'abandonne à elle-même, elle s'incline brusquement sur l'épaule gauche, de façon que l'occiput se rapproche de l'épine de l'omoplate, l'oreille de la clavicule, et que le menton se dirige en haut et du côté opposé ; en même temps, l'épaule est relevée. Le mouvement s'exécute avec une brusquerie des plus violentes, et si, au moment où le spasme se produit, on place la main entre la tête et l'épaule du malade, elle est saisie comme dans un étau. Après quelques secondes, la tête se redresse ; mais si le malade parle, fait le moindre mouvement, le spasme se reproduit : on le provoque également en excitant directement soit le trapèze, soit le sterno-cléido-mastoïdien, en saisissant le bord de ces muscles entre le pouce et l'index, et en exécutant le mouvement que l'on emploie pour faire vibrer une corde. Au moment des accès, la portion supérieure du trapèze et le sterno-cléido-mastoïdien durcissent et deviennent saillants sous les téguments ; mais ces muscles ne sont pas les seuls qui entrent en contraction, car, en palpant profondément la région latérale gauche du cou, on sent l'omoplate hyoïdien sous forme d'un cordon dur très sensible au doigt, et, dans le creux sous-claviculaire, on peut constater également la contraction des scalènes et celle du splénius ; enfin, on voit le peaucier se dessiner très nettement sous la peau, et, par sa contraction, abaisser la commissure labiale, qui est fortement attirée en bas, ce qui donne à la physionomie du malade une expression grimaçante.

Les muscles du côté opposé ne sont le siège d'aucun mouvement convulsif, mais ils sont impuissants à ramener la tête dans la rectitude lorsqu'elle est entraînée vers l'épaule gauche ; pour obtenir ce résultat, le malade est obligé de saisir sa tête avec la main, et ce

n'est que lorsque la contraction est devenue moins forte, qu'il peut
en amener le redressement. La région cervicale n'est le siège d'aucune déformation ; la masse musculaire de la nuque semble cependant plus développée à gauche, et, lorsqu'on saisit la partie supérieure du trapèze, ce muscle semble être légèrement hypertrophié.
La contraction musculaire n'est pas douloureuse ; la souffrance très vive accusée par le malade siège, non pas au niveau des muscles convulsés, mais à la nuque, dans une étendue assez limitée, correspondant à l'insertion occipitale du trapèze du côté opposé ; la pression exercée à ce niveau exaspère la douleur. L'exploration des articulations vertébrales ou des vertèbres cervicales donne un résultat négatif. Si on saisit la tête à pleine main, en recommandant au malade de n'opposer aucune résistance, on peut lui faire exécuter des mouvements de rotation étendus et rapides, sans provoquer la moindre douleur ; on peut de même, en frappant le sommet de la tête, transmettre des chocs à la colonne cervicale, sans que le malade accuse de souffrance. Pendant le sommeil, les mouvements convulsifs cessent complètement.

Les spasmes ne se produisent qu'à l'occasion d'un mouvement du cou ; lorsque F... est couché, ou lorsqu'il immobilise complètement sa tête en la maintenant appliquée contre le dossier d'un fauteuil, il peut rester des heures entières sans voir se produire les mouvements convulsifs. S'il quitte cette position, ou s'il cesse de maintenir sa tête avec les mains, dès qu'il marche, qu'il parle, qu'il fait des mouvements de mastication, ou qu'il commence un mouvement dans lequel le sterno-cléido-mastoïdien entre en jeu, la flexion de la tête vers l'épaule se reproduit brusquement. Depuis le début de l'affection, les convulsions ne se sont jamais étendues à un autre groupe musculaire ; l'état général est assez satisfaisant. La sensibilité cutanée est restée intacte.

Différents traitements ont été employés : révulsifs sur la nuque, vésicatoires, pointes de feu ; à l'intérieur, bromure de potassium, salicylate de soude, hyosciamine, morphine, extrait thébaïque jusqu'à la dose de 40 centigrammes, etc., sans résultat.

Les courants continus n'ont produit aucune amélioration. Les injections intra-musculaires de sulfate d'atropine ont seules produit un léger soulagement ; après leur emploi, l'hyperexcitabilité des muscles a notablement diminué ; le sterno-mastoïdien et le trapèze n'entrent plus en contraction par l'excitation directe. Depuis quelque temps, le spasme semble être localisé spécialement au trapèze et au peaucier.

Le 10 décembre, le malade quitte l'hôpital.

Nous avons pu le revoir dans le service de M. Terrillon, à la Charité. Ce chirurgien avait pratiqué la section de la branche externe du spinal et de la branche cervicale transverse du plexus cervical superficiel. Les plaies résultant de l'opération s'étaient cicatrisées par première intention, mais les mouvements convulsifs n'avaient pas disparu. Les contractions du trapèze avaient cependant notablement diminué, et les spasmes paraissaient siéger surtout dans le peaucier et dans plusieurs muscles profonds du cou, difficiles à préciser.

Il faut maintenant chercher à déterminer la nature de l'affection dont cet homme est atteint :

En présence de phénomènes convulsifs survenant par accès dans les muscles du cou, on est naturellement amené à se demander s'ils ne sont pas sous la dépendance d'une lésion cérébrale ou spinale. Cette opinion mérite d'être discutée ; on observe en effet quelquefois des mouvements convulsifs du côté du cou, dans certaines tumeurs intra-crâniennes. Steiner rapporte l'observation d'une jeune fille chez laquelle des céphalées, des vomissements, des attaques épileptiformes, une double rétinite, s'étaient accompagnés de secousses salutantes isolées, caractérisées par une légère flexion de la tête sur le tronc, et du tronc sur le bassin, se reproduisant trois ou quatre fois par heure et à l'autopsie de laquelle on trouva un néoplasme intra-crânien.

Choulant Dommer, dans un cas de cysticerque du vermis supérieur et du lobe moyen ; Griesenger, dans un cas de parasite siégeant dans les pédoncules cérébelleux moyens et du cervelet, ont vu des mouvements de rotation spasmodiques du cou et de la tête. D'autre part,

Rosenthal (1) signale, parmi les signes les plus fréquents des tumeurs du cervelet, les mouvements de rotation involontaire du cou.

Mais, dans ces différents cas, les mouvements du cou ne sont jamais isolés et s'associent à de la céphalalgie, à des vomissements, des vertiges, des troubles du côté des organes des sens et souvent à une démarche vacillante et de l'hémiplégie; or, chez notre malade, il n'y a rien de semblable.

Une altération des vertèbres cervicales ou une lésion des enveloppes de la moelle de la même région déterminant une irritation des branches nerveuses à leur passage à travers les trous de conjugaison rendraient bien compte des mouvements convulsifs, on a en effet signalé ces lésions comme pouvant donner lieu parfois au torticolis spasmodique. Cette opinion a été soutenue par Desportes (2) qui se fonde sur l'existence d'une douleur particulière insupportable de la nuque et sur la difficulté qu'éprouvent les malades, atteints de cette variété de torticolis, à changer leur tête de place. Remak soutient la même opinion sans apporter à son appui aucune preuve anatomique. Le cas suivant relaté par Brigth (3) est un exemple de torticolis spasmodique symptomatique d'une tumeur de la dure-mère cervicale :

Une malade, âgée de 67 ans, se plaignait de violentes contractions dans les muscles du cou qui entraînaient l'oreille sur l'épaule et le menton sur la poitrine. Cette agitation était assez violente pour épuiser les forces de la malade. A l'autopsie on trouva une légère congestion

(1) Rosenthal, *Traité des maladies du système nerveux*, p. 224.
(2) Desportes, *Revue médicale*, 1825.
(3) *Brigth's medical cases*, T. II.

de l'arachnoïde cérébrale et, du côté de la dure-mère spinale, une tumeur d'apparence lardacée, formée par des petits dépôts cartilagineux, disposés en tractus linéaires, commençant à la partie supérieure de la région cervicale pour se prolonger jusqu'à la région dorsale. Il était évident, ajoute Bright, que l'affection était causée par cette altération de la dure-mère et l'irritation des nerfs au niveau des trous de conjugaison.

Dans ses leçons sur les maladies du système nerveux, Grasset cite une observation d'Eulenburg, observation dans laquelle on vit se développer une crampe tonique du spinal droit, après une chute de cheval, sur la colonne vertébrale.

Leyden (1) cite également le cas d'un soldat qui, devant Mézières, avait été blessé par un éclat d'obus qui lui avait éraflé le cou et probablement occasionné une contusion des apophyses transverses des vertèbres cervicales moyennes ; à la suite de cette blessure, les muscles de la nuque et du cou du côté gauche furent le siège de crampes qui se renouvelaient fréquemment et duraient une à deux minutes.

Citons enfin une observation rapportée par Weir-Mitchell (Américan journal of sc. m. 1876). Un plombier, âgé de 45 ans, se portant bien, reçut sur la nuque un bloc de glace qui le fit tomber. Pendant trois mois, il souffrit de raideur à la nuque et peu à peu sa tête s'inclinait à gauche ; au bout de ce temps, il fut pris de spasmes hideux du trapèze, du sterno-mastoïdien, des muscles péri-trachéaux au moins une fois par minute, sa tête était jetée en arrière, tordue vers la gauche, les épaules se levaient et une véritable tempête de contrac-

____

(1) Leyden, *Traité des maladies de la moelle épinière,* p. 204.

tions rapides et énergiques s'étendaient sur les muscles de la face.

Le malade fut amélioré par le bromure de potassium à haute dose.

S'il est incontestable qu'une lésion de la moelle cervicale puisse déterminer des accidents convulsifs dans les muscles du cou, rien chez notre malade ne peut nous faire supposer une affection semblable. L'évolution de la maladie ne plaide guère en faveur d'une affection médullaire. On n'observe pas dans une maladie chronique de la moelle un début aussi brusque, aussi soudain, aussi instantané qu'il a été dans le cas particulier ; de plus, la localisation des phénomènes convulsifs, l'absence de troubles de la sensibilité, font croire que l'axe spinal n'est pas en cause.

L'opinion de Desportes et de Remak, que nous avons signalée précédemment, ne semble pas davantage pouvoir s'appliquer à notre cas : le malade a éprouvé, il est vrai, dans la région de la nuque une douleur qui pourrait être regardée comme un signe d'arthrite vertébrale, mais cette douleur n'est pas constante, survient surtout, lorsque les mouvements convulsifs ont été répétés et violents ; elle se montre alors un peu en dehors de la ligne médiane de la région postérieure du cou, dans un point correspondant assez exactement à l'insertion occipitale du trapèze du côté sain et elle se prolonge dans une certaine étendue du faisceau supérieur de ce muscle. De plus, comme nous l'avons fait remarquer dans l'observation, on peut faire exécuter à la tête des mouvements brusques étendus, on ébranle directement la colonne cervicale sans déterminer la moindre souffrance. La douleur semble donc plutôt causée par la fatigue exagérée des muscles antagonistes des muscles convulsés, que par une affection articulaire.

CHAPITRE II.

Il faut donc chercher dans un autre groupe de maladies du système nerveux une place pour l'affection qui nous occupe. Par analogie on a désigné, sous le nom de choréiformes, des maladies absolument différentes de la chorée, qui doivent en être distinguées au même titre que les affections épileptiformes doivent l'être de l'épilepsie. Parmi ces maladies, il en est une encore mal connue dans sa nature intime, désignée par M. Bergeron sous le nom de *chorée dite électrique*; dénomination à laquelle M. Tordeus (1), dans un travail récent, a proposé de substituer celle d'électrolepsie; dénomination qui aurait l'avantage de ne pas prêter à la confusion avec la chorée électrique décrite par Dubini, de Milan, en 1846 : « La maladie débute brusquement et il n'existe pas de période pendant laquelle on observe des désordres pouvant être mis sur le compte de la maladresse. Le spasme envahit en même temps tous les muscles qui doivent être atteints, et présente dès le début ces caractères distinctifs qu'il conserve sans modification pendant tout le cours de la maladie. Les mouvements ont pour caractère distinctif la brusquerie qui rappelle une secousse électrique et le rythme; ils sont continuels, indépendants de la volonté. » (Guertin, thèse de Paris, 1881.)

Le siège de ces secousses est très variable, mais quel-

(1) *Journal de médecine* de Bruxelles, 1883.

quefois elles restent limitées à la tête et disparaissent toujours pendant le sommeil. Guertin rapporte dans sa thèse deux observations dans lesquelles les spasmes musculaires siégeaient exclusivement dans les muscles du cou. Dans l'une, il s'agit d'un enfant de 11 ans qui, quatre mois auparavant, était entré à l'hôpital pour les mêmes accidents et avait été traité sans résultat par l'acide arsénieux. Cet enfant ne présentant aucun trouble intellectuel et d'une bonne santé habituelle, plusieurs fois par minute, projetait brusquement la tête en avant, exécutant l'acte de saluer. Le mouvement était indépendant de la volonté et semblait obéir à une décharge électrique. Quelques heures après l'administration d'une dose de 0,05 centigr. de tartre stibié, les accidents disparurent complètement.

Dans l'autre observation, le malade est âgé de 18 ans. Trois ou quatre fois par minute, sa tête était violemment rejetée en arrière, par une contraction brusque, saccadée, des muscles de la nuque et, pour manger, le malade était obligé de mettre rapidement à profit les intervalles de contraction ; les mouvements étaient exclusivement limités à la tête et disparurent après l'administration d'une seule dose de tartre stibié.

La description de l'électrolepsie et les observations qui s'y rapportent s'éloignent, par bien des points, des symptômes présentés par notre malade, dont les contractions présentent, il est vrai, une brusquerie qui rappelle les commotions musculaires déterminées par une décharge électrique ; mais une fois produite, la contraction musculaire ne cesse pas immédiatement, pour se reproduire presque aussitôt et déterminer ainsi une série de secousses ; il s'écoule toujours un certain temps avant que la tête puisse être ramenée à sa position normale ; d'ailleurs, les mouvements convulsifs n'ont rien de rythmique et ne se produisent qu'à l'occasion d'un mouvement.

CHAPITRE III.

Trouverons-nous davantage une ressemblance avec une des nombreuses variétés de tics se montrant si fréquemment dans la région cervicale ?

Sous le nom de tics, M. Letulle comprend non seulement les contractions instantanées, rapides, involontaires, mais encore les gestes habituels invétérés dus à des mouvements plus ou moins étendus, exécutés inconsciemment. Il reconnaît donc deux formes bien distinctes au point de vue clinique : les tics coordonnés et les tics convulsifs.

Les tics coordonnés s'observent fréquemment au niveau du cou ; il n'est pas rare de voir des sujets atteints de cette forme de tic faire exécuter à la tête des mouvements bizarres, dont la variété échappe à toute description ; mais ces différents cas n'ont aucun rapport avec celui de notre malade.

Les tics convulsifs se localisent fréquemment à la région cervicale pour laquelle ils semblent avoir une certaine prédilection. Ils peuvent consister en mouvements oscillatoires de flexion ou de rotation de la tête : tantôt alors les malades exécutent, avec la régularité d'un pendule, une série indéfiniment réitérée de mouvements d'abaissement et de redressement de la tête, comme pour saluer, ou affirmer ; tantôt, au contraire, la tête tourne continuellement autour de son axe vertical.

Les mouvements de salutation s'observent surtout chez les enfants ; on les décrit habituellement comme une convulsion clonique bilatérale des muscles sterno-cléido-mastoïdiens, mais ils semblent plutôt se rapprocher des troubles oscillatoires connus sous le nom de ballisme ou martellement. Dans certains cas cependant, les mouvements, au lieu de s'exécuter avec cette régularité rythmique, ont un caractère convulsif qui les fait singulièrement ressembler à certaines secousses épileptiques. Cette seconde variété, qui a été confondue avec la précédente sous le nom d'*éclamptia nutans, de tic de Salaam*, peut se présenter sous différentes formes. Dans certains cas, la salutation convulsive est unilatérale et caractérisée par la contraction simultanée du sterno-cléido-mastoïdien et du trapèze d'un seul côté. Steiner (1) rapporte deux cas de ce genre : dans l'un, un jeune garçon de 9 ans fut pris, sans cause appréciable, de convulsions très fréquentes et très intenses du côté gauche du cou, convulsions qui cessèrent au bout de trois semaines, sous l'influence d'un traitement par l'eau froide.

Dans le deuxième cas, il s'agit d'une jeune fille de 11 ans, d'une très grande irritabilité nerveuse, qui, arrivée à l'époque de la puberté, fut prise de convulsions du côté droit du cou ; ces convulsions cessaient pendant le sommeil et augmentaient d'intensité à chaque excitation morale. Elles disparurent après six semaines.

Dans d'autres formes, les convulsions sont bilatérales, et nous avons observé récemment un enfant qui était atteint de cette variété de tic de Salaam; le spasme qui, au début, était caractérisé par un mouvement brusque e-rapide de flexion de la tête sur la poitrine, avec pât

1) Stener, *Maladies des enfants*, p. 159.

leur de la face et obnubilation passagère, a pris maintenant des caractères qui ne permettent plus de méconnaître sa nature épileptique. Dans un article publié récemment, M. Féré (1) examine la salutation au point de vue symptomatique et montre que, dans bien des cas, elle doit être rattachée au petit mal épileptique; les enfants atteints du tic de Salaam, dit M. Féré, sont des apprentis épileptiques ; les uns abandonnent la carrière comme beaucoup de convulsifs du jeune âge, sauf à y revenir ; quelques-uns s'arrêtent à des ébauches ; d'autres, enfin, arrivent à leur complet développement.

On a décrit sous le nom d'*hyperkynésie de l'accessoire de Willis* des tics convulsifs encore appelés *tics rotatoires du cou et de la tête, torticolis spasmodiques, trachelospasmes*.

Niemeyer considère cette affection comme une névrite d'un nerf moteur, névrite qui se traduit par des désordres de la motilité comme elle se traduit par des phénomènes douloureux lorsqu'elle porte sur un nerf sensitif.

Mills (2) émet la même opinion (obs. II). Cet auteur, après avoir rappelé le trajet anatomique de l'accessoire de Willis, conclut que le spasme peut résulter de lésions affectant directement le spinal dans un point quelconque de son trajet ou de causes agissant sur les terminaisons nerveuses intra-musculaires, et rappelant que les convulsions du facial peuvent résulter d'une action réflexe ayant son point de départ dans une excitation venant du trijumeau ; il attire l'attention sur les rapports intimes du spinal avec le nerf vague.

Le tic de l'accessoire de Willis se montre par accès

(1) *Progrès médical*, 1er décembre 1883
(2) *The Lancet*, 1877.

Gautiez.   2 dont la durée n'est que de quelques secondes et dont les intervalles sont plus ou moins longs ; pendant ces accès la tête est violemment attirée dans la direction imprimée par les muscles convulsés ; les spasmes s'accompagnent quelquefois de douleurs à la nuque et aux attaches des muscles en action. Dans quelques cas la convulsion s'étend aux autres muscles du cou, à ceux de la face, de la mâchoire ; aussi le trachélospasme est-il parfois accompagné de grimacements, de trismus, de contorsions ou rotations de la tête, de laryngisme, de pharyngisme. (Hasse) (1).

Lorsque les scalènes y participent, il peut se développer de l'engourdissement, de l'anesthésie et de l'œdème au bras comme suite de la pression éprouvée par le plexus brachial et le système veineux. Au commencement, les accès sont rares et modérés, le malade parvient encore à les prévenir ou à les arrêter, soit en fixant solidement la tête et le cou, soit par le seul effet d'une volonté énergique ; le sommeil les fait toujours cesser, mais avec le temps ils deviennent toujours plus intenses et plus nombreux et finissent par être un vrai martyre : alors la tête est tiraillée jusqu'à trente fois et plus par minute, aucun mouvement naturel n'est plus permis, ni le manger, ni le boire, ni le parler ; le sommeil devient impossible. Après avoir duré très longtemps, le trachélospasme peut déterminer l'hypertrophie des muscles (Spring. Traité des accidents morbides).

Dans d'autres cas, le tic convulsif du cou paraît être une des nombreuses manifestations de l'hystérie. Brigth (2) a vu assez fréquemment ce genre de convulsion coïncider chez la femme avec une irritation d'utérus, et il ajoute

(1) Handbuch, des Speciellen pathologie und therapie, T. IV, 1869.
(2) *Brigth's medical cases*, T. II.

que cette variété de torticolis spasmodique, le plus souvent curable, s'observe surtout au moment de la puberté
ou à l'époque de la ménopause.

Cet auteur rapporte l'observation d'une jeune fille de
28 ans dont la tête était presque continuellement attirée
vers l'épaule gauche, et la face légèrement tournée en
arrière ; les muscles convulsés étaient de temps en temps
le siège de véritables secousses spasmodiques, et la malade accusait dans le cou une douleur assez vive qui se
continuait le long de la nuque, pour se propager à l'épaule
et à tout le côté gauche, jusqu'à la plante du pied. Ces
accidents s'exaspéraient au moment des règles. L'affection
avait débuté brusquement et disparut complètement après
l'administration du sous-carbonate de fer. Breigth attribue ces accidents à la dysménorrhée dont la malade était
atteinte. Un cas de torticolis intermittent, observé par
Stromeyer, paraît devoir également être rangé dans cette
même catégorie (obs. II).

On a vu aussi le tic du cou alterner avec l'aliénation
mentale. Brodie (1) rapporte que chez une dame qui fut
atteinte pendant une année de contractions spasmodiques
continuelles du sterno-cléido-mastoidien, les contractions
cessèrent et la malade devint mélancolique ; cet état dura
une année, elle recouvra ensuite ses facultés mentales,
mais les crampes musculaires revinrent et durèrent plusieurs années.

Enfin, dans certains cas, les spasmes se produisent par
accès dont le retour périodique est selon toute vraisem-
blance en rapport avec l'empoisonnement paludéen ; l'administration du sulfate de quinine les fait en effet cesser
rapidement (Renouard). Boyer rapporte une observation

(1) Mandsley, Pathologie de l'esprit, p. 246.

de Meibonius, dans laquelle un homme était pris d'obstipité chaque fois qu'il se mettait à table ; le torticolis était
cependant indépendant de l'acte de manger, puisque le
malade ayant changé l'heure de ses repas, les accès convulsifs revinrent à l'heure habituelle.

En résumé, les spasmes du cou peuvent être l'expression d'états pathologiques bien divers. On les a observés
chez des sujets atteints de tumeurs intra-crâniennes, ou
de lésions médullaires ; mais comme nous l'avons vu, rien
ne nous autorise à supposer chez notre malade une lésion
des centres nerveux. Il présente, il est vrai, sur la bosse
frontale droite une cicatrice qui provient d'une chute faite
pendant son enfance, mais il paraît irrationnel d'attribuer
à ce traumatisme si ancien une excitation morbide d'un
centre nerveux par lésion crânienne.

M. Féré (Archives de physiol., 1876) a rapporté un
cas de tic convulsif de l'orbiculaire des paupières et des
zygomatiques du côté droit, chez un homme qui, en tombant sur la tête, s'était fait une plaie en un point du pariétal situé exactement à la partie postérieure du pli courbe ;
mais chez le blessé les accidents convulsifs s'étaient manifestés aussitôt après l'accident ; d'autre part, le coup
avait porté sur une région correspondant au point où les
physiologistes ont localisé les mouvements des muscles de
l'œil et des paupières.

Dans d'autres cas, les faits observés montrent qu'il faut
rattacher les spasmes du cou à l'évolution des grandes névroses, telles que l'épilepsie, l'hystérie ; on a vu les mêmes
spasmes alterner avec l'aliénation mentale, ou être en
rapport avec l'empoisonnement paludéen, mais il nous
parait difficile de faire rentrer le cas de notre malade dans
aucune de ces variétés.

L'affection décrite sous le nom d'hyperkinésie de l'accessoire de Willis présente de nombreux caractères paraissant se rapporter au cas qui nous occupe ; mais dans leur description les auteurs semblent considérer ces hyperkinésies, non comme une entité morbide, mais plutôt comme un symptôme. C'est ainsi que M. Jaccoud, dans son Traité de pathologie, passant en revue les causes de cette affection, énumère successivement : les efforts violents, la torsion brusque de la tête, l'influence de la dentition, l'impression du froid et les lésions traumatiques ou pathologiques des vertèbres cervicales supérieures.

D'autre part, dans l'hyperkinésie du spinal, le retour des mouvements convulsifs n'est pas lié à la fonction musculaire ; chez notre malade, au contraire, les spasmes semblent ne se montrer que lorsque les muscles du cou entrent en action pour produire un mouvement ou pour maintenir la tête en équilibre.

En raison de ce caractère ils doivent, croyons-nous, être rangés parmi les spasmes fonctionnels décrits par Duchenne (de Boulogne).

CHAPITRE IV.

« J'appelle spasmes et impotences musculaires fonctionnels, dit Duchenne (de Boulogne). (Elect. local., p. 1021), des affections caractérisées soit par des contractions continues ou des tremblements, soit par des contractions cloniques ou des tremblements, soit enfin par une impotence qui se manifeste seulement pendant l'exercice de certains mouvements volontaires ou instinctifs et se localisant dans quelques-uns des muscles entrant alors synergiquement en action. »

Le type des spasmes fonctionnels est la crampe des écrivains, mais cette affection peut établir son siège dans toutes les régions et semble se montrer principalement dans les muscles qui ont été soumis à une fatigue exagérée ; dans un certain nombre de circonstances cependant, on ne peut rattacher le spasme à aucune cause bien nette.

La plupart des auteurs classiques confondent la description des spasmes fonctionnels du cou avec celle des différentes variétés de torticolis intermittents et ne leur consacrent que quelques lignes.

Nous devons donc, pour la description de cette affection, nous reporter aux observations qui ont été relatées sur ce sujet dans les publications périodiques. En passant en revue ces observations, on voit que le torticolis fonctionnel peut se présenter sous plusieurs formes ; tantôt, en effet, la contraction musculaire s'établit lentement, progressivement, sans secousses, d'autres fois, au contraire, elle est brusque et instantanée. Il y a donc lieu d'établir une division comprenant deux variétés : la forme tonique et la forme clonique.

Forme tonique. — Dans cette forme, qui est la plus fréquente, les phénomènes convulsifs peuvent rester limités au muscle sterno-cléido-mastoïdien d'un seul côté, mais d'autres muscles peuvent être atteints et spécialement le trapèze dans son faisceau supérieur, soit du même côté, soit du côté opposé ; le peaucier est aussi fréquemment intéressé et sa contraction peut revêtir la forme clonique (obs. VIII) ; l'affection est généralement précédée pendant un temps variable, de gêne, de raideur, dans le côté du cou qui doit être atteint ; quelques malades ont une tendance inconsciente à incliner la tête, d'autres fois le début est brusque comme dans le cas rapporté par Legouest,

Lorsque le spasme porte exslusivement sur le sterno-cleido-mastoïdien, la tête est entraînée dans la direction imprimée par l'action de ce muscle, c'est-à-dire que l'occiput se rapproche de l'épaule du coté malade, tandis que la face se porte en haut du coté opposé ; si le trapèze joint son action à celle du muscle précédent, l'inclinaison de la tête est plus prononcée.

L'attitude vicieuse n'est pas continue ; chez quelques malades les muscles antagonistes peuvent lutter avantageusement contre l'action des muscles convulsés, et par un effort violent la tête peut être redressée ; mais souvent pour obtenir ce résultat les malades doivent interrompre l'acte qui a causé le spasme, ou se servir de leur main.

Au moment où la contraction se produit, les muscles convulsés durcissent graduellement et se dessinent sous la peau ; ce phénomène est particulièrement visible pour le peaucier dont l'action se traduit par un abaissement de la commissure labiale, qui donne à la physionomie une expression grimaçante. Dans certain cas, le moindre soutien, un col un peu élevé et résistant suffit pour empêcher le spasme ; d'autres fois, si l'on veut s'y opposer, il faut développer une force considérable et l'on provoque une souffrance assez vive. La coutraction est quelquefois assez douloureuse pour mériter le nom de crampe, mais souvent elle est indolore et les malades se plaignent surtout d'une sensation pénible à la région cervicale postérieure, au niveau des attaches des muscles convulsés, ou de ceux du côté opposé.

Dans l'observation de M. Féré (obs. VIII), toute la région latérale droite du cou était sans cesse le siège de douleurs vagues qui s'étendaient vers le coude et qui, sous l'influence de mouvements prolongés, devenaient intolérables.

Dans un certain nombre de cas, les contractions se produisent aussitôt que les muscles du cou sont obligés d'intervenir pour maintenir la tête en équilibre, comme lorsque le malade passe du décubitus à la position assise ; d'autres fois, elles ne se produisent qu'à l'occasion d'un acte déterminé, soit pendant la marche, soit sous l'influence d'un travail professionnel.

Ces accidents disparaissent pendant le sommeil et par le décubitus dorsal. Dans les cas ordinaires, le mal progresse très lentement pour rester ensuite stationnaire. On peut observer dee troubles trophiques caractérisés par l'hypertrophie des muscles convulsés et l'affaiblissement des muscles antagonistes. Dans un cas observé par Amussat, le sterno-cléido-mastoidien avait triplé de volume.

Forme clonique. — Cette forme ne diffère de la précédente que par la nature de la contraction qui, au lieu d'être lente, continue, progressive, s'établit brusquement. Elle ne présente pas cependant le type clonique vrai, en ce sens que l'on n'observe pas un mouvement brusque, soudain, aussitôt remplacé par le relâchement et la résolution auxquels succède une nouvelle secousse ; c'est plutôt une contraction tonique rémittente.

Chez les sujets atteints de cette forme, il semble y avoir une décharge anormale de force nerveuse â la suite de laquelle le muscle arrive brusquement à son maximum de contractilité. Les attitudes déterminées par ces spasmes varient selon la prédominance de tel ou tel groupe musculaire, mais le sterno-mastoïdien et le trapèze sont évidemment les plus souvent atteints. Il arrive cependant que d'autres muscles sont envahis ; en effet, le rhomboïde, l'angulaire de l'omoplate, le splénius, l'omoplato-hyoïdien, les scalènes peuvent être pris en même temps. Les mouvements convulsifs ne surviennent pas spontanément, ils cessent pendant le sommeil, ou quand la tête est immobilisée pour se reproduire à l'occasion des mouvements auxquels participent les muscles atteints. Comme dans la forme tonique, les phénomènes douloureux peuvent siéger soit au niveau des attaches des muscles antagonistes violemment tiraillés, soit au niveau des muscles convulsés par suite de la fatigue qu'ils éprouvent et de la compression qu'ils exercent sur les filets nerveux qu'ils contiennent, ou par suite des troubles nutritifs qui sont la conséquence d'une activité fonctionnelle excessive, chez le malade que nous avons observé (obs. I), cette suractivité s'était de plus traduite par l'hypertrophie musculaire.

La marche des spasmes fonctionnels du cou, comme celle des autnes variétés de spasmes fonctionnels est essentiellement chronique ; on observe des alternatives d'amélioration et d'aggravation, mais quoique l'on trouve quelques observations de guérison, l'affection est le plus souvent incurable.

Etiologie. — En compulsant les observations de spasmes fonctionnels du cou, on voit qu'un certain nombre de sujets atteints de cette affection présentaient des symptômes nerveux divers ou sonffraient de rhumatismes ; mais, dans la plupart des cas, on ne retrouve aucun fait qui puisse être invoqué comme cause prédisposante. L'abus de la fonction pendant laquelle les muscles convulsés entrent en jeu, est généralement regardée comme la cause des spasmes fonctionnels et cependant elle n'existe pas toujours. Dans l'observation du Dr Poore, les muscles malades avaient été soumis à une fatigue exagérée ; dans plusieurs observations de Duchenne (de Boulogne), on retrouve également l'abus d'une fonction. Le malade de l'observation VII écrivait pendant une grande partie de la journée en consultant des dossiers placés à sa gauche ; ce fut le sterno-mastoïdien droit qui devint le siège du spasme. Chez le sujet de l'observation I, on ne retrouve aucune cause déterminante bien nette ; la profession de cet homme n'exigeait aucun acte pendant lequel les muscles du cou entrent particulièrement en jeu. Cependant, par suite de l'arrêt de développement de la jambe gauche, il prenait pendant la marche et la station debout, une attitude particulière destinée à maintenir les deux épaules à la même hauteur ; dans cette attitude, le tronc était légèrement incliné à droite pour déplacer le centre de gravité, tandis que l'épaule était soulevée de façon à se trouver sur le même plan que celle du côté opposé. Dans ce mouvement qui était devenu habituel, les muscles élévateurs de l'épaule et par conséquent le faisceau supérieur du trapèze devaient être soumis à une fatigue exagérée, et peut-être pourrait-on voir là une cause occasionnelle de l'affection dont ce malade est atteint. Quoi qu'il en soit, pour les spasmes fonctionnels du cou comme pour ceux des autres régions, l'excitation périphérique paraît ne jouer souvent que le rôle de cause déterminante, et comme le fait remarquer M. Gallard (1) à propos d'un cas de crampe des écrivains survenue chez un sujet dont la mère et la sœur étaient atteintes de la même affection, ce ne sont pas nécessairement les personnes écrivant beaucoup qui sont atteintes de ce spasme, qui ne se développe qu'en conséquence d'une prédisposition spéciale.

(1) Gallard, Crampe des écrivains, Progrès médical, 1877, p. 546.

Doit on regarder le spasme fonctionnel des muscles du cou comme une affection phériphérique limitée aux muscles atteints, ou comme l'expression d'une lésion portant sur un point des centres nerveux ? En d'autres termes, la maladie est-elle périphérique ou centrale ? Malgré les nombreuses discussions auxquels ont donné lieu la pathogénie de la crampe des écrivains, la question est encore bien obscure. Le défenseur le plus autorisé de la doctrine périphérique est le Dr Poore, d'après lequel il faudrait placer le spasme fonctionnel à côté de la névralgie dans la nosologie. Mais l'origine centrale de l'affection est assez généralement admise en France. C'est l'opinion de Duchenne (de Boulogne). « J'avoue que je ne suis pas en mesure actuellement de résoudre cet important problème ; cependant, rationnellement, je penche pour l'hypothèse qui fait dépendre les troubles fonctionnels d'un état morbide quelconque d'un point des centres nerveux. » Cette interprétation s'accorde d'ailleurs avec les recherches contemporaines, qui tendent à établir que chacun des mouvements associés a pour origine un centre dans les masses encéphaliques.

Traitement. — Un grand nombre de moyens ont été dirigés contre les spasmes fonctionnels du cou ; malheureusement ils résistent le plus souvent à tout traitement. On pourrait énumérer toute la série des médicaments antispasmodiques sans en trouver un seul qui n'ait été employé ; mais il ne donnent qu'un résultat médiocre.

Les frictions avec les substances irritantes, les révulsifs, tels que : vésicatoires, sétons, pointes de feu, ont été conseillés ; si ces moyens peuvent procurer une amélioration passagère, ils n'ont jamais amené la guérison. Le

Dr Roddick a cependant rapporté un cas de guérison par le cautère actuel, appliqué sur la nuque ; le Dr Mills préconise également ce procédé thérapeutique qui, entre ses mains, aurait été suivi de succès ; mais ces observations paraissent plutôt se rapporter à des cas de tic rotatoire du cou qu'à des spasmes fonctionnels.

Les injections sous-cutanées de morphine ne constituent qu'un moyen qui peut procurer un soulagement aux malades tourmentés par des insomnies, ou à ceux dont les spasmes sont douloureux. Les injections intra-musculaires de sulfate neutre d'atropine, dont on peut élever la dose, ont été suivies dans plusieurs cas, et notamment dans celui que nous avons observé dans le service de M. Legroux, d'une amélioration manifeste.

L'électricité, sous toutes ses formes, n'offre que des chances de réussite incertaines. Chez le malade de l'observation VII, M. Vigouroux avait obtenu une amélioration avec l'électricité statique ; le malade étant placé sur un tabouret électrique en communication avec une machine de Ramsden, le sterno-mastoïdien droit, qui était le siège des spasmes, était soumis à l'influence d'une pointe destinée à produire le vent électrique ; pendant l'application de ce procédé on voyait la contraction cesser complètement. Le muscle antagoniste, qui était le siège d'un certain degré d'atrophie, était au contraire excité en en tirant un certain nombre d'étincelles. Après un mois de ce traitement avec deux séances par semaine, l'amélioration était évidente.

La guérison obtenue à l'aide de courants continus, dans l'observation de Legouest, n'a été que momentanée. Dans d'autres cas, Duchenne (de Boulogne) semble avoir été plus heureux ; mais cet auteur attribue en grande partie sa réussite aux manœuvres orthopédiques, telles que :

mouvements rhythmiques, auxquelles il soumettait en même temps sa malade.

Les moyens orthopédiques consistant en tractions continues, à l'aide de bandes en caoutchouc, les colliers, les minerves, peuvent rendre des services, en assurant l'immobilité prolongée de la tête ; mais beaucoup de malades ne peuvent supporter ces appareils.

L'intervention chirurgicale a été tentée plusieurs fois. Chez la malade de M. Tillaux, la ténotomie n'a donné aucun résultat, et l'amélioration obtenue ne s'est montrée qu'après la résection d'un quart de pouce de la branche externe du spinal. La même opération avait déjà été pratiquée par Morgans, Rivington et Annandale. Chez le malade de l'observation I, M. Terrillon a pratiqué la section de la branche externe du spinal, et celle du rameau transverse du plexus cervical superficiel ; mais, comme dans le cas de M. Tillaux, l'opération n'a pas amené la guérison.

En résumé, quoique quelques cas de guérison aient été signalés, le spasme fonctionnel du cou est une affection tenace contre laquelle échouent la plupart des procédés thérapeutiques.

OBSERVATION II.

Torticolis intermittent (Stromeyer). Thèse de Depaul.

Mlle N..., fille d'une mère calculeuse, ayant une sœur hystérique, a toujours joui d'une bonne santé ; dans sa première enfance elle fut souvent témoin d'attaques épileptiformes survenues chez un de ses frères. Plus tard, son système nerveux devint très irritable, sans que toutefois sa santé fut altérée. Depuis sept à huit ans, les amis de Mlle N... avaient remarqué qu'elle portait la tête un peu inclinée. Au printemps 1835, à la suite d'une violente frayeur, la maladie prit un caractère convulsif ; la tête eût besoin d'être soutenue ; depuis le mal fit du progrès. Au mois d'août 1836, je fus appelé auprès de la malade ; je la trouvai étendue sur un sopha, la tête appuyée sur des coussins : aussitôt que celle-ci eut été soulevée, elle fut violemment et brusquement déviée à droite et fléchie à gauche ; le menton était au dessus de l'épaule droite et l'oreille gauche très près du sternum ; la moitié gauche de la face avait subi en même temps une déformation remarquable ; l'œil semblait sorti hors de l'orbite ; les traits avaient l'expression d'une terreur profonde. Au bout de quelques secondes, la crampe passa ; la tête reprit sa direction naturelle ; mais cet intervalle n'eut pas plus de durée que la crampe elle-même. Le siège évident du mal était la portion sternale du muscle sterno-cleido-mastoïdien gauche ; ce muscle se raccourcissait pendant l'accès de presque la moitié de sa longueur et formait sur le côté du cou une saillie considérable et fort dure.

Si pendant la convulsion on venait à presser le muscle avec les doigts, celle-là acquérait une intensité beaucoup plus grande ; toute émotion un peu vive, le rire surtout, déterminait un accès violent et exaspérait la douleur qui, naissant derrière l'oreille, se prolongeait jusqu'à la nuque.

Dans le commencement de la maladie, on arrêtait les crampes en soutenant la tête, en s'opposant à son inflexion ; mais bientôt ce moyen fût si douloureux que la malade préféra y renoncer. Malgré cet état pénible, auquel le sommeil seul apportait quelque soulagement, Mlle N... jouissait d'une bonne santé ; elle était seulement d'une irritabilité nerveuse fort grande.

Un grand nombre de traitements internes ayant échoué, je proposai une opération qui fut acceptée avec empressement. Le faisceau sternal fut divisé immédiatement ; la tête redevint libre et droite ; la malade croyait n'avoir éprouvé jamais de torticolis.

Cette guérison si rapide ne se maintint pas ; quatorze jours après l'opération, la portion claviculaire se contracta, devint saillante, et la tête s'inclina de nouveau quoiqu'à un degré bien inférieur. Le 26 mai je divisai le faisceau claviculaire, et cette seconde opération eût un résultat aussi promptement heureux que la première.

Au mois de septembre suivant, la tête s'inclina sur l'épaule gauche ; en examinant la malade avec attention, je constatai que le sterno-cléido-mastoïdien ne prenait aucune part à ce torticolis qui était déterminé par la contrature de la portion claviculaire du trapèze ; celle-

cî fut divisée par la méthode sous-cutanée. Depuis, la guérison s'est
maintenue.

OBSERVATION III.

Torticolis spasmodique traité par les courants continus et la
gymnastique des muscles intéressés.
(Obs. du Dr Poore, *the Lancet*. 1873, p. 520.)

Catherine K..., âgée de 34 ans, couturière, entre à l'hôpital le
27 février 1873 ; elle présentait alors les symptômes suivants : la tête
et le cou étaient le siège de violentes convulsions cloniques presque
continues ; le menton était porté vers l'épaule gauche et en même
temps le cou s'inclinait du même côté ; il y avait aussi élévation de
l'épaule et flexion de l'avant-bras ; pendant ce dernier mouvement, le
spasme était si violent que la main en frappant le menton, avait déterminé une excoriation d'environ 6 pouces de large entre la symphyse
et l'angle du maxillaire inférieur.

La malade accusait en outre une vive douleur au niveau de l'insertion du trapèze gauche ; il lui semblait, disait-elle, qu'elle avait un
os cassé. Le maximum de cette douleur se trouvait entre l'acromion
et l'occiput, à environ un pouce et demi en arrière de l'insertion musculaire. Toute la nuque était en même temps le siège d'une sensation
de fatigue. La douleur était constante, mais s'exaspérait par les
mouvements.

Les spasmes se produisaient environ vingt fois par minute, sans
que la malade puisse les empêcher par la volonté. Les muscles qui
semblaient principalement affectés étaient le sterno-mastoïdien droit,
et le trapèze gauche.

Les renseignements fournis par la malade sont les suivants : elle a
toujours été d'une bonne santé, elle était cependant sujette à des névralgies et a été atteinte d'un tic douloureux de la face ; en juin 1872
elle fut vivement impressionnée en voyant son enfant se noyer. En
juillet, son mari étant incapable de travailler, elle dut se livrer jour
et nuit à la couture à la main. Les étoffes qu'elle maniait étaient très
lourdes et le bras gauche qui avait à les soutenir était souvent fati-
gué. C'est pendant le plus fort de son travail qu'elle éprouva pour la

première fois de la difficulté à maintenir sa tête droite et un léger tremblement.

En septembre 1872 elle s'aperçut que sa tête s'inclinait à gauche. Cet état persista jusqu'à Noël, et cessa pendant deux jours, sous l'influence du repos. Dans la matinée du 26 décembre, pendant qu'elle préparait son déjeuner, sa tête fut brusquement fléchie sur l'épaule gauche et, avec une violence telle, que tout le corps suivit le mouvement, ce qui la fit pivoter sur elle-même. Depuis, le spasme a continué, et vers le milieu de janvier 1873, le bras droit qui s'était affaibli, commença à se fléchir convulsivement à chaque mouvement du cou. Son état s'est aggravé jusqu'à ce jour.

Le 28 février, la malade admise à l'hôpital, fut soumise au traitement suivant :

Un courant continu, produit par 12 éléments, fut appliqué sur le trajet des nerfs spinaux ; en même temps, les muscles du cou et du bras furent exercés d'une façon rhythmique. L'amélioration fut marquée et rapide.

Le traitement fut continué chaque jour ; bientôt la douleur disparut complètement et les spasmes diminuèrent progressivement. La volonté pouvait modifier les spasmes, c'est-à-dire, qu'ils ne se produisaient pas tant que la tête restait tournée à droite ; aussi, la malade maintenait-elle volontairement sa tête dans cette direction. Ce n'était, selon l'expression de la malade que, lorsque par distraction, elle laissait sa tête prendre une direction normale, que les spasmes se produisaient.

L'affection qui, à l'origine, avait le caractère clonique, paraissait au milieu de mars mériter le nom de tonique ; actuellement, les spasmes sont rares, et la déviation à peine visible.

Le 10 avril, la malade quitta l'hôpital, étant assez bien rétablie pour pouvoir reprendre ses occupations. Depuis sa sortie elle a été suivie.

Cette affection est souvent simulée ; aussi, cette malade fut soigneusement surveillée ; de plus, elle a été soumise à l'examen de plusieurs médecins de l'hôpital qni, tous, s'accordèrent à regarder la simulation comme insoutenable.

Poore rapproche ce cas des crampes des écrivains, la cause déterminante ayant été la fatigue des muscles. La

malade était couturière et portait pendant des heures entières un poids assez lourd sur le bras gauche ; le poids
supporté par le bras droit, était nécessairement transmis
à la clavicule et aux muscles qui s'y insèrent.

OBSERVATION IV.

Torticolis spasmodique (C. Mills, *The Lancet*, 1877.)

C. D..., 25 ans, assistait à une réunion religieuse dans une pièce
très chaude, lorsqu'il éprouva subitement des secousses convulsives
dans la tête ; il fut obligé de garder le lit pendant deux semaines.
Pendant cette première attaque, dont le début remonte à dix semaines,
les mouvements convulsifs disparurent après dix jours, mais depuis
trois jours, ils se sont reproduits.

Les deux attaques ont été précédées, pendant deux heures, par un
sentiment de faim intense, d'une forte migraine dans le côté droit de
la tête.

Lorsqu'il se présenta, le malade était faible, nerveux, avait l'air
égaré ; il présentait un spasme clonique prédominant sur le sterno-
mastoïdien droit, mais s'étendant au trapèze dans les forts accès. La
face était vivement tournée vers le côté gauche et le menton porté en
haut ; la tête était attirée en bas et à droite, et l'épaule et le bras droit
légèrement soulevés. Quand le mouvement était violent, il se plaignait
d'une douleur dans la gorge, accompagnée d'un bruit de gargouille-
ment dans cette région.

Le nombre des spasmes s'élevait quelquefois à 50 et plus dans une
minute. Ils étaient exaspérés par les bruits extérieurs, l'excitation, la
fatigue, la chaleur de la chambre ; ils disparaissaient au contraire,
pendant le sommeil.

On constata une sensibilité marquée sur la troisième, la quatrième
et la cinquième vertèbre cervicale, et aussi au niveau du foie, de
l'estomac et de la rate ; la pression exercée sur cette région augmentait le spasme. Le seul détail que l'on pût obtenir sur les antécédents
de famille fut que le père du malade avait beaucoup souffert d'un
asthme bien des années avant sa mort.

Gautiez.   3

En pressant fortement et profondément au-devant et au-dessous du sterno-mastoïdien droit, les spasmes ponvaient être arrêtés, mais la pression ne pouvait être longtemps supportée en raison de la douleur qu'elle causait.

Différents traitements furent employés. La galvanisation ne fut tentée qu'une fois, l'excitation consécutive déterminant l'aggravation de tous les symptômes. Le cautère actuel fut appliqué trois fois sur la nuque, environ une heure et demie après chaque application ; les spasmes cessaient et ne revenaient que quelques heures après. Les vésicatoires sur les muscles convulsés, les sinapismes sur la région sensible du ventre amenèrent un soulagement considérable. Le bromure de potassium arrêtait les spasmes, mais les accidents de brominisme nécessitèrent sa suppression. Le chloral, le nitrate d'amyle furent égaement employés avec succès. Les injections sous-cutanées de sulfate de strychnine à la dose de 1/20 de grain, diminuèrent le nombre des accès, mais provoquèrent du laryngisme.

Les injections, faites avec un mélange de sulfate d'atropine et de morphine, furent le moyen le plus efficace. Quant au traitement général, il consista à administrer des toniques.

Le malade eut plusieurs rechutes et exacerbations, mais progressivement, il s'améliora et après deux mois, la guérison fut complète.

<h3 style="text-align:center">Observation V.</h3>

Torticolis intermittent non opéré, traité sans succès par les autres moyens (Dieffenbach.)

Un officier de la marine russe, habitant Kronstadt, avait par intervalle, depuis cinq mois des accès de contractions dans le muscle sterno-cléido-mastoïdien gauche il en résultait une flexion de la tête avec rotation.

Le spasme durait quarante secondes environ et se répétait de deux en deux minutes ; toutefois, en inclinant fortement la tête du côté opposé, on pouvait retarder le retour des accès ; ils disparaissaient aussi presque complètement lorsque le malade était couché ou ne se traduisaient que par quelques contractions. Des douleurs, que la pression n'augmentait pas, existaient en même temps dans le dos et dans la région des deuxième et troisième vertèbres cervicales.

Cet officier se portait d'ailleurs bien, était âgé de 32 ans. La cause de sa maladie lui était inconnue ; celle-ci avait débutée par une simple douleur au cou, dont il ne s'occupa que dès l'instant où elle s'accompagna de la flexion intermittente. Les narcotiques et les excitants furent employés sans résultat. Pas d'opération.

OBSERVATION VI.

Torticolis spasmodique, par le Dr Stendel. (*Gazette médicale*, 1850.)

Il s'agit d'un homme d'une trentaine d'années, qui est affecté depuis un an et demi d'une contraction spasmodique des muscles rotateurs de la tête ; les muscles tirent avec force le cou tantôt à droite, tantôt à gauche, mais de telle manière que l'une ou l'autre direction est plus ou moins constante, et que ce n'est que lorsque la tête s'est maintenue quelque temps dans une direction qu'elle est alors portée dans la direction opposée ; la volonté est impuissante à empêcher ces mouvements ; quand on maintient la tête entre les deux mains, on éprouve une grande résistance et il survient dans les muscles un tremblement accompagné d'une sensation douloureuse.

La durée de ces mouvements est variable ; souvent, ils ont lieu sans interruption jour et nuit ; souvent aussi, il y a quelques heures de sommeil. Rarement, le malade reste libre pendant quelques jours.

Jusqu'à présent, tous les traitements ont complètement échoué et depuis cinq mois on ne donne plus aucun remède.

OBSERVATION VII. (Personnelle).

(Service de M. Charcot, Salpêtrière).

Spasme tonique du sterno-mastoïdien droit et du trapèze gauche.

M..., âgé de 34 ans, employé dans une administration, est issu d'une mère migraineuse ; une de ses sœurs est très nerveuse, lui-même est d'une santé délicate, mais n'a eu aucune maladie grave. On ne trouve rien de plus à signaler dans ses antécédents, soit héréditaires, soit personnels.

Il y a trois ans, en 1880, il fut obligé de travailler sept à huit heures par jour, dans un bureau humide; sa santé s'altéra et les symptômes qu'il éprouva alors semblent se rapporter à l'anémie.

Pendant son travail, M... écrivait en consultant des dossiers placés à sa gauche, il était par conséquent obligé de faire agir assez souvent son muscle sterno-mastoïdien droit. En décembre 1881, le malade remarque pour la première fois que sa tête avait une tendance à se porter à gauche, mais il pouvait facilement la redresser quand il le voulait. Bientôt, il éprouva de la difficulté pour lutter contre cette déviation ; il se soumit alors spontanément à faire des mouvements rhythmiques du cou qui produisirent une amélioration sensible.

Vers le mois d'août 1882, la rotation de la tête à gauche s'accentua, et, pour la redresser, M... était obligé de se servir de sa main. Le spasme se produisait surtout lorsqu'il voulait écrire, ou pendant les repas ; au contraire, ils disparaissaient complètement après une longue course.

En octobre, M..., sur l'avis d'un médecin, se rendit à Bagnères-de-Bigorre, où il fut traité par les douches chaudes ; on lui recommanda, en outre, d'exécuter des mouvements rhythmiques en faisant agir les muscles antagonistes de ceux qui étaient le siège de la contracture. L'amélioration fut assez marquée pour que le malade pût reprendre ses occupations ; cependant les spasmes persistèrent, mais à un degré moindre.

Actuellement, lorsque le malade est couché, la tête n'a que peu de tendance à être entraînée à gauche, et il peut facilement la maintenir dans la rectitude sans le secours des mains ; mais aussitôt qu'il s'assied, la tête se tourne lentement, progressivement à gauche ; le menton légèrement élevé, la face portée dans une direction en rapport avec l'action du sterno-mastoïdien droit. En même temps, l'épaule gauche est un peu soulevée. Au moment où ce spasme se produit, on voit le muscle sterno-mastoïdien durcir graduellement, sans secousses, et se dessiner sous les téguments ; le trapèze gauche est en même temps le siège d'une légère contracture, mais beaucoup moins prononcée. Les autres muscles du cou conservent leur souplesse.

Le sterno-mastoïdien droit est manifestement hypertrophié; le gauche présente, au contraire, un certain degré d'atrophie. La contracture une fois produite, le malade, pour redresser sa tête, est obligé de se servir de sa main. Il peut arriver au même résultat sans le secours de celle-ci, mais alors il doit faire intervenir soit les muscles de la région antérieure, soit ceux de la région postérieure du cou. Dans le premier cas, il incline brusquement la tête sur la poitrine et quand ce premier mouvement est fait, le sterno-mastoïdien gauche a assez d'action pour lutter contre la contracture du mastoïdien droit. Dans le second cas, le malade renverse brusquement la tête en arrière, et peut alors achever le même mouvement.

Il n'existe aucun trouble de la sensibilité, le malade éprouve seulement, lorsque les contractures sont très fortes, une légère douleur, un peu au-dessus de l'insertion supérieure du sterno-mastoïdien gauche.

Le bromure de potassium n'a produit aucune amélioration. Les injections sous-cutanées de sulfate d'atropine ont été suivies d'une légère rémission. Depuis un mois, le malade est traité par l'électricité statique, et, sous son influence, l'atrophie du sterno-mastoïdien gauche a diminué, et l'amélioration est manifeste.

OBSERVATION VIII.

Crampe fonctionnelle du sterno-mastoïdien et du trapèze.
Ch. Feré, Revue de médecine, 1883.

M. H..., 55 ans, négociant, est issu de rhumatisants ; son père et sa mère ont été atteints. Sa mère est très nerveuse, mais sans accidents bien caractérisés. Lui-même a eu, vers trente ans, une attaque de rhumatisme avec douleurs dans plusieurs jointures, mais sans rougeur et sans fièvre. Nous ne trouvons rien de plus à relever d'important dans ses antécédents soit personnels, soit héréditaires.

Il y a cinq ans, un matin, en repassant son rasoir, il sent que son coude droit se lève convulsivement. A partir de cette époque, il ressent sans cesse des contractions qui ont une tendance à rapprocher la tête de l'épaule droite, ou réciproquement, suivant que c'est l'une ou l'autre des deux parties qui est fixée. Il lui est arrivé quelquefois d'être moins incommodé pendant une semaine, mais il n'a jamais été complètement libre depuis le début de sa maladie. On a essayé, sans résultat, l'électrisation galvanique des muscles alternes et divers autres traitements ; il n'y a que la morphine qui ait procuré quelque soulagement.

État actuel (1er juillet 1883. — M. H... est un homme d'un embonpoint moyen, petit, trapu, très actif, à la face colorée. Il est nerveux et irritable. Quand il est debout, il tient sa main droite dans sa poche et prend une attitude tranchée pour maintenir élevée la partie droite du bassin. Dès que le malade quitte cette attitude, sa tête se dévie, l'occiput s'incline à droite, et l'épaule droite commence à s'élever ; on voit le peaucier du côté droit animé de contractions fibrillaires spasmodiques ; la commissure labiale et la fossette mentonnière sont tirées légèrement à droite, tandis que la face se tourne à gauche, son axe longitudinale étant incliné de haut en bas et de droite à gauche. Dès que M. H... se met à marcher, la déviation de la tête s'accentue, mais d'une façon graduelle et sans secousses ; il n'y a que le peaucier qui soit animé de mouvements spasmodiques appréciables. Le sterno-mastoïdien droit, qui est surtout le siège de l'affection, et le trapèze, qui est affecté à un moindre degré, durcissent graduellement et sans saccades. Rien ne peut résister à la torsion de la tête : si l'on essaye de la fixer, l'épaule se lève. Lorsque le malade s'assied, les deux coudes bien solidement appuyés sur le bras d'un fauteuil, la tête reposant sur le dossier, il est tranquille ; sa tête ne subit aucune déviation, lui seul peut apprécier une sensation de tension dans le côté droit du cou. Sitôt qu'il bouge la tête ou le bras droit la torsion de la tête se manifeste. Le sterno-mastoïdien, le trapeze et le peaucier paraissent les seuls muscles qui prennent part aux spasmes ; les muscles de la nuque restent parfaitement souples. Il ne se manifeste aucune contraction du côté opposé. Plus l'exercice se prolonge, plus les muscles qui tiennent la tête en équilibre sont maintenus en action, plus la déviation s'accentue.

Toute la région latérale droite du cou est sans cesse le siège de douleurs vagues continues, qui se diffusent en bas jusque vers le coude. Quand le malade se sert de son bras, la douleur devient plus vive, même si le coude est appuyé comme pour écrire ; s'il a agi pendant longtemps, les douleurs deviennent intolérables et vont jusqu'à provoquer les larmes. Ce sont ces douleurs qui, depuis deux ans, ont poussé le malade à recourir à la morphine.

Il n'existe aucun trouble de la sensibilité de la peau, ni aucun affaiblissement de la motilité du côté droit.

Observation IX.

Crampe fonctionnelle du sterno-mastoïdien. (Ch. Féré, *Revue de médecine*, 1883.)

M. de S..., brasseur à ..... (Suède), âgé de trente-deux ans ; ses antécédents héréditaires semblent nuls au point de vue névropathique ; il ne connaît point de goutteux dans sa famille. Notons seulement que ses grands-pères et ses grand'mères maternels ont vécu au delà de quatre-vingts ans.

C'est un homme de haute stature, avec épaules larges, très fortement musclé et très velu, à la physionomie énergique. Il n'a jamais souffert d'autre chose que de rhumatismes, principalement pendant la croissance ; mais jamais sous la forme aiguë : il ne lui est resté aucun trouble circulatoire. Il n'a jamais éprouvé d'affections névropathiques, pas de convulsions dans l'enfance, jamais de névralgies.

Il y a trois ans environ qu'on a commencé dans son entourage a lui faire remarquer qu'il tournait la tête à gauche ; lui-même n'avai senti ni douleur ni gêne. D'ailleurs cette déviation de la tête n'existait guère que quand il marchait. Peu à peu, la déviation s'est accentuée en s'accompagnant de gêne. Il y a huit mois, au mois de novembre 1882, peut-être sous l'influence du froid, il y eut une aggravation, et c'est alors que, lorsque le mal se présentait avec sa plus grande intensité, il commença à éprouver dans le bras droit un engourdissement pénible, qui jeta le trouble dans son esprit en lui faisant croire qu'il s'agissait d'une maladie extensive. Sous l'influence de l'électricité galvanique appliquée sur le sterno-mastoïdien droit, et peut-être aussi de l'élévation de la température, il s'est produit un peu d'amendement ; mais néanmoins le malade est venu à Paris consulter le professeur Charcot, qui a bien voulu nous permettre de l'étudier.

Quand M. de S.... est couché, il ne sent aucune gêne et peut remuer sa tête dans toutes les directions ; elle n'est pas plus entraînée d'un côté que de l'autre. Il en est encore de même s'il est assis sur un fauteuil, la tête et le bras droit bien appuyés. Dès que la tête cesse d'être soutenue, la face commence à se tourner vers la gauche ; toutefois, la déviation n'est pas très gênante tant qu'il reste assis et que son attention n'est pas fixée ; aussi il peut prendre ses repas sans trop de souffrance.

Quand il se met debout, la tension devient tout de suite plus forte, et la sensation pénible de la crampe augmente ; elle se prononce encore quand il marche, et elle arrive à son maximum quand il monte ou descend un escalier ; alors le menton arrive presque sur l'épaule gauche.

Il a remarqué que s'il soutient sa tête avec la main gauche la déviation se produit moins rapidement, même s'il est debout, et aussi pendant quelques instants quand il marche. Il s'était fait faire un appareil pour soutenir sa tête ; mais au bout de cinquante à soixante pas rien ne pouvait résister à la torsion. Nous avons répété l'expérience en marchant derrière lui et en lui enboîtant le pas ; il n'avait pas fait trente pas que la torsion commençait à se faire graduellement et sans secousses, mais avec une force irrésistible.

La torsion s'opère dans le sens de l'action du muscle sterno-mastoïdien droit, l'occiput se porte vers l'épaule droite et un peu en haut du côté droit, l'axe vertical de la tête s'incline de haut en bas et de droite à gauche. Le muscle sterno-mastoïdien droit se contracte doucement sans secousses, et on n'y perçoit aucun tremblement fibrilaire ; quand il est arrivé à son maximum de contraction il reste tout à fait immobile. Quand on donne un appui à la tête, le muscle se relâche presque instantanément, encore sans secousses. Si l'exercice qui détermine la crampe se prolonge, au bout de cinq ou six minutes le malade commence à sentir une sorte d'engourdissement dans le membre supérieur droit et surtout dans la main, qui se congestionne un peu. Ce phénomène cesse avec la crampe du sterno-mastoïdien, qui elle-même n'est pas douloureuse. La sensibilité de la main, explorée dans la circonstance précédente, n'est pas modifiée ; il en est de même de la force dynamométrique.

Le sterno-mastoïdien paraît être le seul muscle en jeu ; on ne peut saisir aucune contraction des autres muscles de la face, du cou ou de l'épaule, qui ne paraît pas soulevée, même quand la crampe est au maximum.

Il n'existe aucun trouble de la sensibilité ni de la face ni du cou. Il n'y a aucune douleur à la nuque ni ailleurs, sauf au moment de la crampe. La partie supérieure du cou est un peu déformée, le malade a un cou de taureau, mais cette configuration peut être due au développement exceptionnel de son système musculaire.

Observation X (résumée).

Spasme fonctionnel du muscle sterno-cléido-mastoïdien.
(M. Sevestre, *Société médicale des hôpitaux*, 23 juin 1882.)

G... (Léon), âgé de 35 ans, exerçant la profession de repousseur, entre le 25 mai à l'hôpital Tenon (salle Saint-Vincent-de-Paul, n°5).

Lorsque cet homme se tient debout, le sterno-mastoïdien droit se contracte et se dessine sous la peau, formant une saillie appréciable à la vue et à la palpation. Mais si on fait coucher le malade, de façon à ce que la tête repose franchement sur l'oreiller, on constate que les muscles du cou sont tous dans le relâchement. Le même fait se produit lorsque le malade est assis dans un fauteuil et laisse, sans effort, sa tête tomber sur le dossier. Il a même eu l'idée de remplacer l'oreiller, ou le dossier du fauteuil, par un coussin appliqué à la nuque. Au contraire, dès que le malade se lève sur son lit, on enlève son coussin, et, particulièrement, s'il cherche à diriger la tête vers le côté droit, aussitôt le sterno-mastoïdien se contracte; en même temps, les autres muscles restent dans le relâchement, sauf le trapèze du côté gauche, qui, sans se contracter, est cependant un peu plus tendu que celui du côté opposé.

Au repos, le malade n'accuse aucune douleur dans le cou, et la sensibilité paraît absolument normale; mais lorsque les contractions sont prononcées, elles sont légèrement douloureuses, et méritent presque le nom de crampes.

Le début de ces accidents remonte au 15 mars. Ce jour, le malade s'aperçut pendant son travail que les mouvements du cou étaient impossibles; mais depuis déjà un an, il éprouvait dans les muscles du cou une gêne et une sorte de raideur accompagnée de douleur vague.

Cet homme est tourneur ou plutôt repousseur, et il est obligé pour son travail de tourner la tête de côté, soumettant ainsi le sterno-cléido-mastoïdien à des contractions répétées. Il a toujours été d'une bonne santé, il n'a jamais eu de rhumatisme, ni aucune affection nerveuse et dans sa famille on ne retrouve aucune affection de ce genre. Il y a quinze ans, il contracta la syphilis.

Pendant son séjour à l'hôpital, le traitement a consisté dans l'emploi des moyens suivants :

1° Bromure de potassium à la dose de 3 à 4 grammes ;

2° Onctions sur le sterno-mastoïdien avec une pommade au chloroforme ;

3° Gymnastique des muscles du cou, de façon à exciter l'action des muscles antagonistes ;

4° Electrisation par les courants continus, augmentant progressivement la durée, de cinq à dix minutes et le nombre des éléments de deux à vingt.

Le malade a quitté l'hôpital le 20 juin, légèrement amélioré.

OBSERVATION XI.

(Desnos, Société de médecine, janvier, 1880.)

Une jeune femme, âgée de 30 ans, d'assez bonne constitution, nerveuse, mais n'ayant jamais présenté de symptômes caractérisés d'hystérie ; on ne retrouve dans ses antécédents ni scrofule, ni syphilis, le début de la maladie remonte à deux ans; elle éprouva d'abord une sensation légère de rotation du cou et de déviation à peine marquée du menton vers l'épaule gauche. Ces accidents, d'abord fugaces, disparurent un certain temps pour reparaître dans la deuxième moitié d'une grossesse, dont le début remonte au mois de février 1879; ils s'aggravèrent encore à la suite de l'accouchement qui se fit dans des conditions extrêmement défectueuses.

Aujourd'hui, lorsque la malade est couchée, l'état des muscles du cou paraît à peu près normal ; tout au plus constate-t-on une légère tendance à la déviation du menton vers l'épaule gauche et encore s'agit-il plutôt d'une sensation éprouvée par la malade que d'un symptôme perçu par le médecin, mais si on la fait asseoir quelques secondes après le début des contractions nécessitées pour maintenir la tête en équilibre, on voit lentement d'abord, puis plus rapidement le menton se dévier vers l'épaule gauche et le côté droit de la tête et de la face, décliner légèrement vers l'épaule droite.

Concurremment, on voit et on sent le sterno-cléido-mastoïdien droit se contracturer en même temps qu'il est agité de convulsions cloniques incessantes, comme vermiculaires, que quelques personnes, à un examen trop superficiel, avaient considéré comme ayant leur siège dans le muscle peaucier, mais il est certain que les mouvements ont lieu dans le sterno-cléido-mastoïdien. Le trapèze semble complètement hors de cause. La contracture, les convulsions persistent et augmentent par la marche ou même dans la position assise tant que le malade n'a pas donné à la face et à la tête du côté gauche un appui avec la main du même côté, il suffit même de l'appui fourni par une cravate, par un col passé autour du cou pour atténuer les accidents. La sensation pénible qui accompagne ces mouvements convulsifs s'aggrave à mesure que l'absence de point d'appui se prolonge et elle prend un caractère d'intensité telle. que la malade porte instinctivement la main à la tête, pour faire cesser le spasme.

La sensibilité cutanée est restée intacte. La contractilité du trapèze par les courants induits est diminuée.

J'ai donné à cette maladie le nom de spasme fonctionnel, parce que c'est surtout, pour ne pas dire exclusivement, dans les efforts nécessités par le maintien de la tête en équilibre que se produisent les mouvements convulsifs pour disparaître lorsque les efforts ont cessé.

Quant à la cause, elle paraît difficile à déterminer. La malade exerçait les fonctions de femme de charge, occupée surtout à surveiller des domestiques ; elle déclare, en outre, qu'elle a vécu toujours dans des conditions matérielles des plus favorables. Les moyens employés contre cette maladie ont échoué, l'électricité paraît avoir augmenté les accidents.

La malade fut soumise à l'action des courants continus et des aimants.

La métallothérapie faite pendant deux mois, l'iodure de potassium, le bromure de potassium, ne produisaient pas de meilleurs résultats.

La malade passe alors dans le service de **M. Tillaux.**

Ce chirurgien, ayant fait la remarque qu'au moment où l'entraînement de la tête s'opérait, la contraction du muscle sterno-mastoïdien se faisait aux dépens du faisceau sternal, pratiqua le 8 juin 1881, la résection de ce faisceau. Mais l'opération ne modifia en rien l'état de la maladie. Dix-huit mois après, on pratiqua la résection du spinal.

Depuis cette opération, la malade peut par la volonté résister à l'entraînement de la tête, ce qu'elle ne pouvait faire auparavant.

Observation XII (Legouest (1).

Un sous-officier de la garde était atteint d'une affection singulière. Étant au repos, dans la position du soldat sans armes, le malade avait la tête dans une rectitude parfaite. Cette attitude régulière se maintenait tant que le tronc était immobile ; tous les mouvements de la colonne cervicale s'exécutaient alors sans gêne et dans toute leur amplitude. Dès que le sujet venait à marcher, la face se déviait peu à peu à droite ; la tête se renversait à gauche et en arrière, de telle sorte qu'après une marche un peu longue, la nuque se trouvait près de l'épaule gauche et le visage regardait obliquement à droite et en haut. Quand le malade cessait de marcher, la contraction musculaire cessait aussitôt, la tête revenait à sa position normale et un léger craquement, avec ressaut, dont le siège paraissait situé profondément au niveau du sommet de l'apophyse mastoïde était perçu par le sujet seul.

Cette affection, remontant au 15 août 1859, était survenue à la suite d'un refroidissement. Rien n'avait pu en avoir raison : frictions de toute nature, vésicatoires, sétons, douches, bains de vapeur, avaient également échoués.

C'est alors que le malade entra dans le service de M. Legouest qui, pendant quinze jours, lui fit porter toute la journée une bande de caoutchouc destinée à lutter contre l'action du muscle malade ; aucun effet ne s'étant produit, la bande de caoutchouc fut placée du côté opposé pour obliger le muscle sain à se contracter plus énergiquement. Mais, dès que l'application cessait, la déviation se produisait pendant la marche.

Les injections sous-cutanées de sulfate d'atropine restèrent sans résultat. On eut recours alors à une pile Daniell, à un seul élément, dont les deux pôles furent fixés aux extrémités dn muscle sterno-mastoïdien. L'application fut faite pendant toute la nuit. Après trois applications, le malade accusa un mieux sensible ; le douzième jour, M. Legouest constatait la guérison complète.

Mais, plus tard, le chirurgien du régiment dont faisait partie ce militaire, a fait savoir que la guérison n'avait été que momentanée et que les mêmes accidents avaient reparu.

Observation. XIII.

Torticolis datant de six ans. — Section du muscle sterno-mastoïdien.
— Guérison. (Obs. communiquée à l'Académie de médecine, le
16 septembre 1834. Amussat.)

Porché, cordonnier, âgé de 53 ans, avait toujours joui d'une bonne
santé, lorsque, il y a environ sept ans, il se chargea de porter un fardeau très lourd sur la Butte Montmartre. Pendant le trajet, il éprouva
dans le cou une douleur très vive qui persista, mais à un moindre
degré, quand il eut déposé son fardeau, et qui ne se dissipa entière-
ment qu'après quinze ou vingt jours. A quelque temps de là il remarqua, seulement pendant la nuit, que par un petit mouvement
spontané sa tête se déviait de droite à gauche. Trois mois après avoir
fait cette remarque il s'éveilla un matin avec un torticolis très douloureux dont il ne guérit que le jour suivant; dès lors, les contractions
nocturnes cessèrent; mais un peu plus tard il s'aperçut que ses yeux
abandonnaient son travail, et que malgré lui sa tête pivotait lentement de droite à gauche. Bientôt l'intensité des contractions augmentant, il fut obligé pour tenir sa tête immobile et pouvoir travailler,
de tenir entre les dents une ficelle attachée à sa cuisse; ou bien, s'il
marchait, de se servir d'une baguette contre laquelle il arcboutait son
nez et son menton. Dix mois plus tard, son mal s'était tellement aggravé qu'il fut obligé de renoncer à sa profession; dans cet intervalle, le muscle sterno-mastoïdien s'était graduellement développé,
et avait au moins triplé de volume.

Quand il marchait ou se livrait à quelque exercice, il éprouvait des
contractions intolérables qui l'obligeaient à se coucher pendant plusieurs heures de suite; on lui conseilla une foule de médications qui
ne lui furent presque d'aucune utilité. Ainsi, les douches froides sur
la tête, dans un bain tiède, les frictions anodines ou irritantes furent
sans succès.

Les vésicatoires pansés avec la morphine produisirent un mieux
qui fit croire à la guérison et qui ne dura que trois jours. Après avoir
tenté inutilement tous les remèdes, le malade se décida à se laisser
faire la section du muscle contracté.

Tout le sterno-mastoïdien fut sectionné, à l'exception de quelques
fibres de la portion claviculaire.

La torsion du cou persista pendant quinze à vingt jours avec autant d'intensité qu'avant l'opération ; puis elle diminua peu à peu ; et environ six semaines après, la difformité disparut complètement.

OBSERVATION XIV.

Duchenne. Electrisation localisée.

Une demoiselle âgée de 24 ans, pianiste, était affectée d'un torticolis contre lequel les médications très variées avaient échoué ; elle était restée six mois dans l'établissement orthopédique de M. Bouvier où la faradisation localisée des muscles antagonistes des sterno-mastoïdiens avait été faite sans succès.

Mais je découvris bientôt que cette contracture était un spasme fonctionnel ; elle n'apparaissait en effet que pendant la station et cessait dès que la tête trouvait un point d'appui. Au moment où le spasme se produisait, pendant la station, je lui fit repousser ma main appuyée contre sa nuque et le spasme disparut immédiatement; de plus cette malade qui, lorsqu'elle était debout ne pouvait tourner la tête à droite, exécutait les mouvements de latéralité avec la plus grande facilité, pendant qu'elle s'efforçait de vaincre la résistance que j'opposais à l'extension de sa tête.

Je mis à profit cette découverte en conseillant des exercices gymnastiques, en même temps je pratiquai la faradisation des antagonistes des muscles contractés, une amélioration notable fut obtenue après quinze jours de traitement. Je n'en ferai pas les honneurs à l'excitation électro-musculaire. Je crois qu'elle est due uniquement à l'espèce de gymnastique dérivative que j'avais prescrite, et peut-être aux deux moyens.

OBSERVATION XV.

Duchenne (de Boulogne), électrisation localisée.

M. le professeur Andral m'a dit avoir été consulté par un monsieur de Rouen, dont la tête tournait à droite par la contraction des muscles rotateurs lorsqu'il lisait, jusqu'à ce qu'il eût rejeté son livre, ce monsieur était également atteint de la crampe des écrivains, il aimait passionnément la lecture, et en a abusé toute sa vie.

Observation XVI. (Duchenne, de Boulogne.)

Un paveur avait ses deux sterno-mastoïdiens qui se contracturaient pendant la contraction instinctive des muscles qui maintiennent la tête en équilibre entre la flexion et l'extension. Cette contracture était telle, que sa tête se fléchissait avec une force extrême ; il suffisait que sa tête fut appuyée pour que la contracture cessât ; jamais celle-ci n'apparaissait lorsqu'il était couché ou renversé, ou si sa tête était appuyée sur le dos d'un fauteuil.

Observation XVII.

Grasset, Maladies du système nerveux, p. 840.

Une femme qui était à l'hôpital Saint-Éloi, en 1878, était prise dès qu'elle marchait d'une convulsion complexe des muscles du dos et de la nuque d'un côté et tout spécialement du trapèze. La convulsion clonique d'abord devenait bientôt tonique, si la malade ne se couchait pas.

Observation XVIII.

Canadian Journal, 1882, p. 340.

Dans la séance du 6 septembre 1882 de l'Association médicale du Canada, le Dr Roddick a présenté un malade qui, pendant plusieurs mois, avait été atteint d'une contraction spasmodique des muscles du cou et de la nuque. Par moment, cet individu était obligé d'immobiliser sa tête avec ses mains et avait été inutilement soumis aux médications classiques et à l'électricité. La myotomie sous-cutanée ne procura qu'un faible bénéfice ; la guérison fut obtenue après l'application répétée de cautères actuels sur la région postérieure du cou.

INDEX BIBLIOGRAPHIQUE.

Brigths medical cases, t. II.

Depaul. — Des torticolis. Th. d'agrégation, 1844.

Bouvier. — Maladies de l'appareil locomoteur, 1858.

Legouest. — *Union médicale*, 1861.

Leyden. — Maladies de la moelle.

Rosenthal. — Traité des maladies nerveuses.

Niemeyer. — Pathologie interne.

Hasse. — Handbuch der speciellen Pathologie und Therapie. T. IV, 1re partie, 1869.

Morgan. — Section du spinal. *The Lancet*, août 1867.

Couillard-Labonnote. — Du torticolis. Thèse Paris, 1869.

Jaccoud. — Pathologie interne. Hyperkinésie du spinal.

Duchenne (de Boulogne). — Electrisation localisée, 1872.

C. Mills. — Sur quelques cas de torticolis spasmodiques. *The american Journal of science med.*, oct. 1877.

Dupuy. — *New-York medical*, 1877.

Poore. — *American Journal*, 1877.

Steiner. — Traité des maladies de l'enfance.

Weir-Mittchell. — *American Journal*, 1876.

Rivingthon. — *The Lancet*, 1879.

Annandale. — Section du spinal. *The Lancet*, avril 1889.

Mosetig. — Torticolis spasmodique. Elongation des deux nerfs spinaux. (*Wien. medical Presse*, 1881.)

Desnos. — *Société médicale des hôpitaux*, 1880.

Tillaux. Résection du nerf spinal (Bull. de l'Acad. de méd., 2e série, t. XI).

Sevestre. — *Société médicale des hôpitaux*, 1882.

Féré. — *Revue de chirurgie*, sept. 1883.

Paris. — A. PARENT, imp. de la Fac. de médec., A. DAVY, successeu, 52, rue Madame et rue M.-le-Prince, 14.

9 782019 261030